L'INSTITUT ANTIRABIQUE

DE MARSEILLE

RÉSULTATS STATISTIQUES

PAR

Ch. LIVON

DIRECTEUR

MARSEILLE
TYPOGRAPHIE ET LITHOGRAPHIE BARTHELET ET Cie
Rue Venture, 19

1896

L'INSTITUT ANTIRABIQUE

DE MARSEILLE

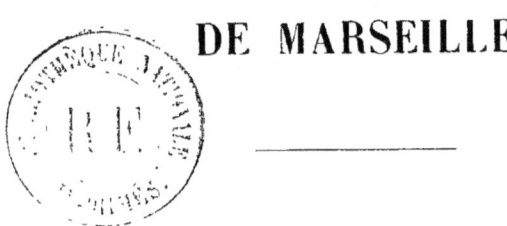

RÉSULTATS STATISTIQUES

PAR

Ch. LIVON

DIRECTEUR

MARSEILLE

TYPOGRAPHIE ET LITHOGRAPHIE BARTHELET ET Cⁱᵉ
Rue Venture, 19

1896

L'INSTITUT ANTIRABIQUE

DE MARSEILLE

RÉSULTATS STATISTIQUES

Par Ch. LIVON

DIRECTEUR

Le principe de la création à Marseille d'un Institut pour appliquer la méthode des vaccinations antirabiques, date du moment même où M. Pasteur venait de faire connaître au monde savant, le 26 octobre 1885, les premiers résultats de l'application de ses découvertes sur la rage. C'est, en effet, le 7 novembre de la même année que, sur la proposition de M. Chevillon, la Commission départementale décida d'envoyer auprès de M. Pasteur un professeur de l'Ecole de Médecine de Marseille, pour s'initier aux détails de l'application de cette remarquable découverte.

Je fus chargé de cette mission et, dès cette époque, je n'ai cessé de m'occuper de la question.

Après un séjour de plusieurs semaines auprès de l'Illustre Maître, j'adressais à la Commission départementale un rapport dans lequel je rendais compte de ma mission et de la méthode que j'avais pu étudier dans tous ses moindres détails. Mais, à ce moment là, M. Pasteur n'était nullement partisan de la création d'instituts vaccinaux pour la rage en dehors de celui de Paris.

Quelques années après, au contraire, en présence du nombre considérable des personnes qui venaient se faire traiter et aussi, devant les résultats toujours meilleurs que donnait la méthode, l'opinion de M. Pasteur avait complètement changé et un jour, allant le voir, je fus reçu par ces paroles : « Eh bien! quand créez-vous un Institut à Marseille! »

La question soulevée par la Commission départementale et le Conseil général était restée administrativement à l'état de simple projet, malgré mes rapports et mes travaux, lorsque le Conseil municipal inscrivit dans son budget de 1893, sur la proposition de M. le Dr Flaissières, Maire de Marseille, la somme nécessaire pour la création d'un service de vaccinations antirabiques. et l'on me confia le soin de faire le nécessaire.

Le 15 octobre 1893, M. le Maire prenait un arrêté nommant le personnel attaché à ce service, personnel qui comprenait, à côté du directeur, un chef de laboratoire, M. le Dr H. Alezais ; un vétérinaire, M. Ed. Gourret, et un garçon de laboratoire.

Le service se trouvait donc organisé, et après une préparation suffisante, l'Institut fut inauguré officiellement par M. le Dr Flaissières, Maire de Marseille, dans une séance qui eut lieu le 9 décembre 1893, et dans laquelle, M. le Maire donna lecture, au nombreux auditoire qui remplissait le grand amphithéâtre de l'Ecole de médecine, d'une lettre que M. Pasteur m'avait adressée dans laquelle en regrettant que son état de santé ne lui permette pas de venir lui-même assister à cette inauguration, il remerciait la municipalité de ce qu'elle faisait.

A dater de ce jour, le service n'a cessé de fonctionner très régulièrement, et c'est la statistique des deux années écoulées depuis, que je publie aujourd'hui. Mais avant, je crois utile de donner quelques détails sur l'installation du local.

**

L'Institut de vaccinations antirabiques de Marseille est installé dans le bâtiment central de l'Ecole de médecine; il y occupe une partie de l'entresol, et l'annexe destinée aux animaux se trouve dans le sous-sol.

A l'entresol, (fig. 1) le service comprend : 1° une salle d'attente (A), divisée en deux; une de ces deux parties étant réservée aux dames; 2° une salle (B), dans laquelle se pratiquent les inoculations aux malades ; 3° un laboratoire (C), en communication directe avec la salle des inoculations et avec, 4° une pièce obscure (D), destinée à la conservation des moëlles.

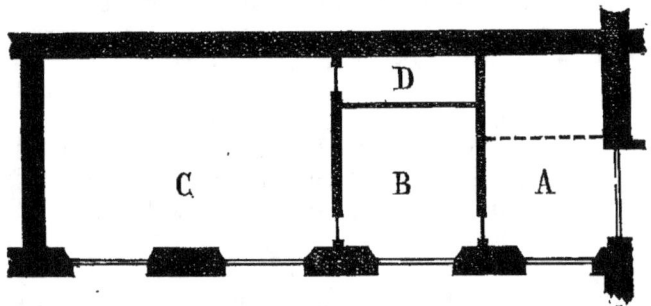

Fig. 1. — A, Salle d'attente ; B, Salle des inoculations ; C, Laboratoire ; D, Etuve des moelles.

Inutile d'ajouter qu'au point de vue matériel il y a tout le nécessaire.

Dans l'annexe du sous-sol (fig. 2) se trouve le service des animaux, c'est-à-dire une salle (E), pour faire les autopsies, une autre (F), qui est la garenne et une dernière (G), dans laquelle les lapins sont inoculés et conservés.

Ainsi constitué le local est assez complet, chaque pièce ayant son affectation bien spéciale, point capital pour éviter toute erreur, toute confusion, dans un service demandant beaucoup de minutie.

L'expérience est là pour prouver que l'installation matérielle de l'Institut de Marseille est suffisante pour assurer une bonne application de la méthode et la Municipalité Marseillaise n'a qu'à se louer, je pense, de son initiative

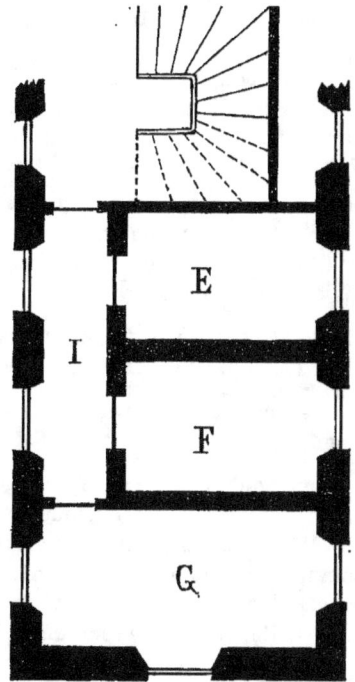

Fig. 2. — E, Salle des autopsies ; F, Garenne ; G, Salle des lapins ; I, passage.

et n'a pas à regretter les sacrifices qu'elle s'impose en présence des services rendus chaque jour.

**

Résultats statistiques.

(*9 Décembre 1893. — 31 Décembre 1895.*)

Chaque mois, il est publié dans le *Marseille Médical*, un tableau indiquant le mouvement des mordus à l'Institut de vaccinations antirabiques. Jusqu'à présent aucune statistique générale n'a été publiée, j'ai préféré attendre qu'une période assez longue se soit écoulée (25 mois), afin de pouvoir publier une statistique sérieuse, permettant de se rendre compte des résultats du traitement préventif de la rage à Marseille.

Avant tout, il est bon de rappeler que les personnes traitées à l'Institut sont divisées en trois catégories qui forment chacune une colonne du tableau publié chaque mois.

1° Colonne A. — Personnes pour lesquelles la rage de l'animal mordeur est expérimentalement démontrée par le développement de la rage chez un animal inoculé ou mordu en même temps que la personne traitée ;

2° Colonne B. — Personnes pour lesquelles la rage de l'animal mordeur est constatée par examen vétérinaire ;

3° Colonne C. — Personnes mordues par des animaux suspects de rage.

Comme il est facile de le comprendre, les nombres indiqués chaque mois peuvent subir quelques modifications à mesure que le temps s'écoule, car, une personne enregistrée comme mordue par un animal simplement suspect et classée dans la colonne C au moment de la publication mensuelle, peut passer dans la colonne A, parce que les expériences faites, ont démontré la rage réelle ou bien parce que d'autres animaux ou d'autres personnes mordus en même temps, sont devenus enragés dans la suite. Voilà l'utilité de ne publier une statistique générale mise à jour, qu'au bout d'un intervalle assez grand.

Ainsi dans les tableaux publiés chaque mois, 56 personnes ont été classées dans la colonne B ou la colonne C, qui doivent par suite de renseignements nouveaux ou par suite des résultats d'expériences ultérieures, rentrer dans la colonne A.

Le nombre des personnes inscrites dans le tableau A se trouve donc porté de 93 au chiffre réel de 149.

Ceci dit, voici les résultats des vaccinations depuis le 9 décembre 1893 jusqu'au 31 décembre 1895, soit une période de 25 mois.

Pendant cette période, 647 personnes se sont présentées à l'Institut. Mais, sur ce nombre, il faut en déduire 4 qui n'ont pas eu à continuer le traitement, l'animal mordeur ayant été retrouvé ou reconnu en bonne santé.

DÉSIGNATION		A		B		C		TOTAUX
Morsures à la tête et au visage.	Simples	5	9	9	24	3	16	49
	Multiples	4		15		13		
Morsures aux mains.	Simples	38	94	99	204	35	90	388
	Multiples	56		105		55		
Morsures aux membres et au tronc.	Simples	22	46	50	102	29	58	206
	Multiples	24		52		29		
		149		330		164		643

Au point de vue du résultat final ce chiffre de 643 doit encore être diminué de 4 unités, trois provenant de personnes ayant interrompu leur traitement sans causes connues, et une provenant d'un enfant de 4 ans qui est mort pendant le traitement, c'est-à-dire le treizième jour.

Le nombre des personnes ayant suivi le traitement complet reste donc exactement de 639.

Sur ce nombre quatre sont mortes de rage, ce qui donnerait une mortalité de 0,63 0/0.

Mais comme l'a fait justement observer M. L. Perdrix, dans la publication des résultats statistiques des vaccinations à l'Institut Pasteur, dans le calcul de la mortalité, on ne doit compter seulement que les personnes qui ont été prises de rage plus de 15 jours après le dernier jour de traitement. On doit penser, en effet, que chez les personnes qui manifestent des symptômes de rage dans les 15 jours qui suivent la vaccination, le virus avait commencé son développement pendant le traitement, car les animaux inoculés de la rage sous la dure-mère, après trépanation, mettent 15 jours environ à prendre la rage.

Or sur les quatre personnes décédées, l'une a été prise de rage deux jours après la fin du traitement.

Le nombre des insuccès est donc réduit à trois, ce qui donne sur la totalité une mortalité de 0,47 0/0.

Personnes traitées : 639 ; mortes : 3 ; mortalité 0/0 0,47.

Si, au lieu d'établir la mortalité sur la totalité des personnes traitées nous la calculons par année, nous avons les résultats suivants :

	Traitées	Mortes	Mortalité %
Année 1893 (22 jours)..	16	0	0
» 1894............	268	3	1.12
» 1895............	355	0	0

Ces résultats sont frappants, car, après avoir constaté, en 1894, une mortalité relativement forte 1,12 %, on arrive, en 1895, à une mortalité nulle, 0 %. Ce résultat est certainement dû à une appréciation plus exacte de la gravité des morsures et à l'application meilleure du traitement, application que j'ai légèrement modifiée.

Il était, en effet, d'usage de ne faire suivre aux personnes mordues aux mains qu'un traitement de 15 jours, lorsquelles venaient moins de 20 jours après la morsure. J'ai établi, à l'Institut de Marseille, les règles suivantes pour les cas ordinaires : 15 jours de traitement pour les morsures aux membres ou au tronc à travers les vêtements, 18 jours pour les morsures récentes aux mains ou pour les morsures à nu, 21 à 24 jours pour les morsures au visage ou à la tête.

Bien entendu si les morsures sont très graves ou de date ancienne, le temps du traitement est prolongé en conséquence.

Les résultats semblent donner raison à ma manière d'appliquer le traitement, car c'est depuis le mois de décembre 1894, que j'ai procédé de la sorte. Le nombre des inoculations se trouve donc augmenté et j'ai calculé que depuis le début nous en avions pratiqué plus de quatorze mille (14,000) ! Une autre légère modification à signaler est la suivaante : la température paraissant modifier d'une manière assez rapide l'état des moelles qui servent aux inoculations, elles m'ont paru subir une modification trop active dans l'étuve maintenue à 26° et perdre alors un peu de leur propriété vaccinante. Est-ce un effet de climat ? je ne sais à quoi l'attribuer, le fait est qu'en maintenant mon étuve à une température de 17 à 20°, mes moelles ont donné jusqu'à présent des résultats parfaits. Dois-je attribuer ce succès à ces petites modifications de la méthode ? J'ose le croire, et c'est avec plaisir que je signale le résultat de mes observations.

**

Il est évident que la gravité de la morsure dépend plutôt du siège que de la profondeur et du nombre. En effet, la preuve en est donné par les résultats, le cas de mort pendant le traitement est survenu chez un enfant de 4 ans ayant eu la lèvre supérieure blessée par la dent du chien. C'est encore à la suite d'une plaie au visage qu'est survenu le cas de rage deux jours après la fin du traitement. Ces deux faits démontrent de la façon la plus évidente que les morsures les plus dangereuses sont celles de la tête et de la face. Quant aux trois décès survenus après le traitement, ils ont eu lieu chez des personnes mordues aux mains Les morsures aux membres et au tronc, n'ont donné lieu à aucun insuccès.

De là trois catégories indiquant par le fait la gravité des morsures :

1° Morsures à la tête et au visage ;

2° Morsures aux mains ;
3° Morsures aux membres et au tronc.

Le tableau suivant donne dans son ensemble un aperçu des morsures par catégorie :

DÉSIGNATION	A.	B	C	TOTAL
1° Tête et Visage......	9	24	16	49
2° Mains	94	204	90	388
3° Membres et tronc...	46	102	58	285
TOTAUX........	149	330	164	643

Sur ce nombre ne figurent pas les quatre personnes qui ont interrompu le traitement, l'animal mordeur ayant été reconnu sain.

L'examen de ce tableau fait voir combien les morsures aux mains sont les plus fréquentes, 388 sur 643, soit plus de 60 %, ce qui se comprend sans peine. Puis viennent les morsures aux membres et au tronc 206 sur 643, soit 32 %.

Enfin celles à la tête et au visage, 49 sur 643, 7,6 %.

Si l'on considère la mortalité générale, sans tenir compte du traitement, la gravité de ces dernières morsures saute de suite aux yeux. Nous avons constaté, en effet, deux décès après les morsures à la face sur 49 cas.

Cette gravité s'explique fort bien par ce fait que le virus rabique pour atteindre la portion bulbaire de la moelle quand il est déposé à la tête ou à la face n'a qu'un court trajet à parcourir. Aussi, a-t-on presque toujours constaté à l'Institut Pasteur, comme je l'ai fait ici, que les malades qui sont pris de rage pendant le traitement sont des personnes mordues à la figure ou à la tête, et pour peu qu'un laps de temps assez long s'écoule entre le moment de la morsure et le traitement, le danger devient réellement très grand.

Pour l'enfant de 4 ans, dont j'ai déjà parlé, qui est mort le treizième jour de son traitement, *neuf jours* s'étaient écoulés entre la morsure et le début du traitement. Il est facile de comprendre par ces considérations combien il est urgent de commencer le traitement le plus tôt possible dans les cas de morsures à la tête. Il faut conférer l'immunité par les inoculations avant que le virus introduit par les morsures n'ait atteint les centres nerveux.

Après les morsures à la tête viennent les morsures aux mains, 3 décès sur 388, mortalité 0,77 %.

Leur gravité, plus grande que pour les morsures aux membres et au tronc, tient à ce que les mains sont généralement nues et que la dent de l'animal n'est pas essuyée par les vêtements. Dans beaucoup de cas de morsures aux membres et au tronc, les habits avaient été déchirés ou percés, mais, en général, la dent est essuyée par les vêtements et les plaies faites dans ces conditions ne présentent pas la gravité de celles faites à nu, ce qui nous permet de constater pour les morsures aux membres et au tronc une mortalité égale à 0.

Une cause qui aggrave la situation et peut rendre quelquefois le traitement inefficace, c'est le temps écoulé entre le moment de la morsure et le début du traitement ; pour donner une idée du retard que l'on met à bénéficier des inoculations préventives contre la rage, voici un tableau qui ne manque pas d'être instructif à ce sujet.

Sur les 643 56 sont venus moins de 2 jours après
    91 sont venus 2 jours après
    80   »   3   »
    84   »   4   »
    69   »   5   »
    61   »   6   »
    33   »   7   »
    25   »   8   »
    17   »   9   »
    23   »   10   »
     9   »   11   »

Sur les 643 16 sont venus 12 jours après
         6   »   13   »
         8   »   14   »
         6   »   15   »
        22   »   16 à 20 »
         8   »   21 » 25 »
        23   »   26 » 30 »
         2   »   32   »
         1   »   34   »
         1   »   35   »
         1   »   36   »
         1   »   54   »

*
* *

Quel compte doit-on tenir des cautérisations ? On peut dire d'une manière générale quelles sont toujours faites trop tard, elles sont par conséquent inefficaces. Parmi les renseignements inscrits au dossier de chaque personne, on note la nature de la cautérisation et le temps écoulé entre la morsure et la cautérisation.

Dans notre statistique sur les 643 cas, 299 personnes n'ont pas été cautérisées du tout, les autres ont été soumises aux traitements suivants :

Fer rouge	61
Ammoniaque	68
Alcool	19
Alcool camphré	4
Arnica	39
Acides forts	15
Teinture d'iode	6
Eau phéniquée	32
Nitrate d'argent	19
Agents chimiques indéterminés	53
Substances diverses (Van-Swietten, iodoforme, vinaigre, chlorure de zinc, perchlorure de fer, etc.)	28

Ces divers traitements sont la plus part du temps complètement illusoires, même la cautérisation au fer rouge, attendu que l'application ne se fait quelquefois que lontemps après la morsure. Ainsi chez beaucoup de personnes venues à l'Institut, la cautérisation avait eu lieu non seulement quelques heures après la morsure, mais même 4 ou 5 jours après. On comprend alors combien il faut peu compter sur une cautérisation pareille.

Doit-on tenir compte d'autres causes pour expliquer les insuccès ? On admet que chez les nerveux et les alcooliques la méthodes peut échouer quelquefois.

J'ai cherché à avoir des renseignements sur les antécédents des personnes mortes de rage après le traitement. J'ai pu en recueillir sur deux. L'un était un nerveux avéré, ayant, d'après ses parents, des crises depuis son enfance. Il est permis de songer à l'épilepsie. L'autre avait fait la campagne du Tonkin et avait eu des accès pernicieux. N'y aurait-il pas là une cause déterminante ?

Les animaux mordeurs ont presque toujours été des chiens : 571 fois sur 643, pourtant 66 personnes ont été mordues par des chats ; 1 par un chacal ; 1 par une mule et 4 enfin ont été inoculées par de la salive humaine provenant d'un homme atteint de la rage.

Au point de vue du sexe les inoculations ont été faites

sur 452 hommes
et 191 femmes.

Au point de vue de l'âge on peut dire que tous les âges ont fourni leur contingent, voici du reste quelques chiffres de statistique :

de 0 à 10 ans........... 139
» 11 » 20 » 130
» 21 » 30 » 116
» 31 » 40 » 115
» 41 » 50 » 61
» 51 » 60 » 52
» 61 » 70 » 22
» 71 » 80 » 8

Comme on le voit par ce tableau, ce sont les enfants et les jeunes gens qui sont le plus souvent victimes des morsures, 139 de 0 à 10 ans ; sur ce nombre il y en a 52 au-

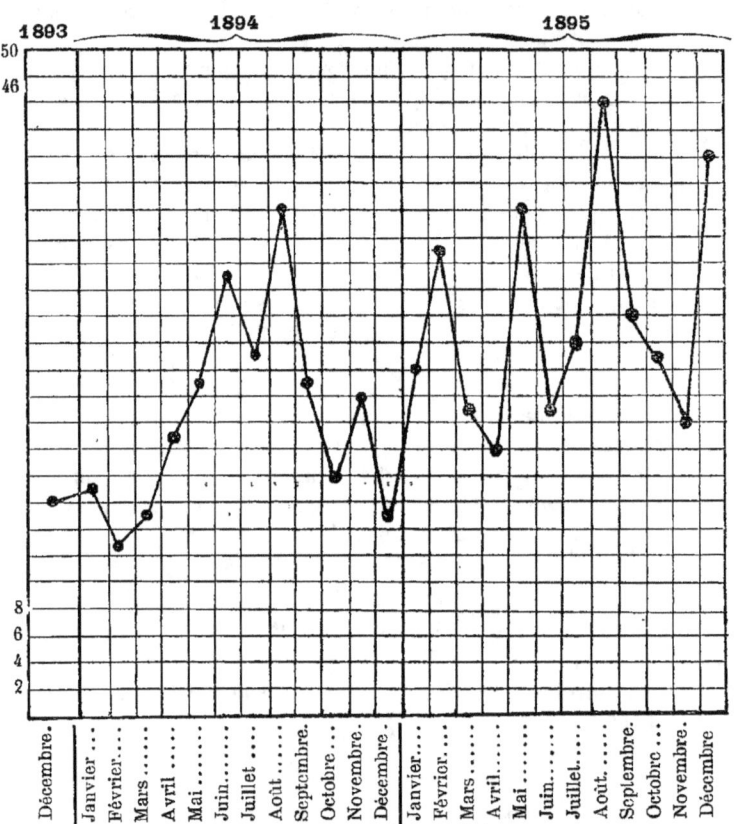

FIG. 3. — **TRACÉ MENSUEL**
des Personnes traitées, depuis l'ouverture de l'Institut jusqu'au 31 Décembre 1895

dessous de 5 ans et 87 de 5 à 10. La proportion des mordus va en diminuant à mesure que l'âge augmente, ce qui peut s'expliquer par plus de prudence et moins d'insouciance.

.*.

Peut-on maintenant par le mouvement des personnes se présentant mensuellement à l'Institut, en déduire une notion quelconque sur la marche de la rage dans notre région relativement aux diverses époques de l'année. Pour le moment je ne le pense pas, car, ainsi que l'indique le graphique mensuel (fig. 3), les variations sont assez grandes et même assez brusques; le seul fait à noter est le suivant, c'est que pendant les deux années écoulées depuis le fonctionnement de l'Institut, c'est au mois d'août qu'il y a eu le plus de personnes traitées ; 38 en août 1894 ; 46 en août 1895 ; les autres mois n'ont rien présenté de constant.

Au début, l'Institut antirabique de Marseille recevait non seulement des personnes de la région, mais encore de l'Algérie et de la Grèce. Mais depuis, des Instituts ont été créés, soit en Algérie et en Tunisie, soit en Grèce, aussi les étrangers deviennent-ils rares à l'Institut de Marseille.

Pourtant, sur les 643 personnes traitées, on compte :

Etrangers 58
Français et Algériens 585

Parmi les 58 Etrangers, il y en a :

54 venant de Grèce,
2 » de l'Egypte.
2 » de la Principauté de Monaco.

Quant aux 585 Français, voici, par Département, le nombre des personnes qui se sont présentées à l'Institut depuis sa création :

Bouches-du-Rhône 274
Var 60
Alpes-Maritimes 45
Gard 43
Ardèche 42

Vaucluse	36
Drôme	30
Basses-Alpes	12
Isère	10
Alger	8
Oran	8
Constantine	7
Hautes-Alpes	3
Hautes-Pyrénées	2
Hérault	1
Lot-et-Garonne	1
Tarn-et-Garonne	1
Savoie	1
Aveyron	1

L'inspection de ce tableau montre donc que, dans les Bouches-du-Rhône et le Var, le nombre des personnes mordues pendant ces 25 mois a été relativement considérable et dans chacun de ces départements Marseille et Toulon occupent une grande place. Ainsi pour les Bouches-du-Rhône sur 274 personnes traitées, Marseille en compte 188. Pour le Var, sur 60, Toulon en a, pour sa part, 40.

L'enseignement qui semble ressortir de cette statistique est que les mesures de police ne sont pas assez rigoureusement appliquées dans les villes. La loi sur la police sanitaire des animaux appliquée strictement, ferait diminuer, j'en suis certain, le nombre des personnes mordues, si l'on abattait réellement les animaux mordus par des chiens enragés.

Il nous a été donné souvent de constater que lorsque un chien enragé avait parcouru une région, un mois et demi ou deux mois après, il nous venait de la même région des personnes mordues, preuve évidente que le premier animal en avait mordu d'autres qui, non abattus, avaient de nouveau semé la rage dans la région.

De cette statistique par département, il est impossible de conclure, car bien que les personnes mordues prennent généralement la direction de l'Institut de Marseille, nous ne pouvons avoir la prétention d'avoir soigné la totalité des personnes mordues dans la région, attendu que sur le nombre ils s'en trouvent qui préfèrent encore se rendre à Paris.

***

En terminant la publication de cette statistique, je ne puis m'empêcher de signaler un *desideratum*.

Quand une personne se présente pour être traitée, nous demandons toujours un certificat d'un vétérinaire. Ce certificat nous est fourni, je dois le reconnaître, dans la grande majorité des cas ; malheureusement il n'est pas suffisant pour établir scientifiquement, expérimentalement, l'existence de la rage chez l'animal mordeur. Cette preuve ne peut être fournie que par l'inoculation par trépanation sur des animaux. Aussi nous désirerions bien que toutes les fois qu'un vétérinaire est appelé à pratiquer l'autopsie d'un animal ayant mordu une personne, il nous fasse parvenir la tête de l'animal ou mieux encore, qu'il place le bulbe de l'animal dans un flacon de glycérine et qu'il nous l'expédie pour que nous puissions pratiquer des inoculations de contrôle. De cette façon notre statistique gagnerait encore beaucoup en précision.